Organisation und Recht des Rettungswesens

Band 7

Herausgegeben von Prof. Dr. Gerhard Nadler

Telefonreanimation nach dem Luxemburger Algorithmus

Olivier Gritti

Diplomica Verlag

Gritti, Olivier: Telefonreanimation nach dem Luxemburger Algorithmus.
Organisation und Recht des Rettungswesens. Band 7, Hamburg, Diplomica Verlag 2020

Buch-ISBN: 978-3-96146-793-8
PDF-eBook-ISBN: 978-3-96146-293-3
Druck/Herstellung: Diplomica Verlag, Hamburg, 2020

Bibliografische Information der Deutschen Nationalbibliothek:
Die Deutsche Nationalbibliothek verzeichnet diese Publikation in der Deutschen
Nationalbibliografie; detaillierte bibliografische Daten sind im Internet über
http://dnb.d-nb.de abrufbar.

© Diplomica Verlag, Imprint der Bedey Media GmbH
Hermannstal 119k, 22119 Hamburg
http://www.diplomica-verlag.de, Hamburg 2020
Printed in Germany

Über diesen Band

Im Rahmen der Studie wird untersucht, ob medizinische Laien, die anhand des Luxemburger Algorithmus zur Telefonreanimation angeleitet werden, einen Kreislaufstillstand zuverlässig erkennen können und anschließend eine adäquate Herzdruckmassage durchführen können. Dafür werden 43 Laien, die noch keinen Erste-Hilfe-Kurs absolviert haben, in zwei verschiedenen Experimenten von einem Disponenten der Rettungsleitstelle per Telefon angeleitet. Von zentralem Interesse ist die Zeit bis zum Beginn der Herzdruckmassage. Basierend auf den Untersuchungsergebnissen werden außerdem Vorschläge zur Optimierung der telefonischen Anleitung durch den Disponenten gemacht.

Über den Herausgeber

Herausgeber der Reihe ist Prof. Dr. Gerhard Nadler. Er hat an der DHGS - Deutsche Hochschule für Gesundheit & Sport, Berlin, seit Sommersemester 2012 die Professur für „Organisation und Recht des Rettungswesens" inne.

In dieser Reihe werden wissenschaftliche Aufsätze, wissenschaftliche Studien, Abschlussarbeiten von Studierenden und Referate, gehalten auf Symposien, die im engeren oder weiteren Sinne im Kontext mit der Organisation bzw. dem Recht des Rettungswesens stehen, publiziert.

Über den Autor

Olivier Gritti, B.Sc., studierte von Wintersemester 2016/17 bis Sommersemester 2020 an der Deutschen Hochschule für Gesundheit & Sport am Campus Unna im Studiengang „Präklinische Versorgung und Rettungswesen". Davor absolvierte er die Ausbildung für den abwehrenden Brandschutz bei der Berufsfeuerwehr Luxemburg und die Ausbildung zum Rettungsassistenten in Hamburg. Gegenwärtig ist in der Leitung des Département Formation de base am Institut National de Formation des Secours beim Großherzoglichen Feuerwehr- und Rettungskorps (CGDIS) in Luxemburg tätig.

Beim vorliegenden Werk handelt es sich um die geringfügig überarbeitete Bachelorarbeit des Verfassers, die im Sommersemester 2020 an der Deutschen Hochschule für Gesundheit & Sport vorgelegt wurde. Erstbetreuer war Prof. Dr. Gerhard Nadler, Zweitbetreuer war Prof. Dr. med. Guido Matschuck.

Kontaktadresse des Herausgebers:

Email: Prof.Gerhard.Nadler@gmx.net

Briefpost: Postfach 1332, D-82003 Unterhaching

Inhaltsverzeichnis

Abkürzungsverzeichnis

ERC	European Resuscitation Council
BASt	Bundesanstalt für Straßenwesen
AED	Automatisierter externer Defibrillator
T-CPR	Telecommunicator cardiopulmonary resuscitation
RTW	Rettungswagen
NEF	Notarzteinsatzfahrzeug
ELS	Einsatzleitsystem
OHCA	Out of hospital cardial arrest

Tabellenverzeichnis

Abbildungsverzeichnis

1 Historie der Telefonreanimation

Die Idee, dass Anweisungen zur Ersten-Hilfe den Anrufern per Telefon gegeben werden könnten, tauchte erstmals 1972 in Phoenix (USA) auf. Obwohl zu diesem Zeitpunkt noch keine spezifische Evaluierung durchgeführt wurde, führten die Einzelergebnisse dieser ersten Initiative dazu, dass Wissenschaftler der University of Washington einen Algorithmus zur Telefonreanimation entwickelten (vgl. Kellermann et al., 1989, S. 1231).

Die Ergebnisse des Forschungsprogramms waren erstaunlich, weil sich herausstellte, dass sogar unausgebildete Personen, die per Telefon die Techniken und Anweisungen zur Herz-Lungen-Wiederbelebung mitgeteilt bekamen, die gleiche Qualität der Ausführung der Wiederbelebungsmaßnahmen erzielen konnten wie diejenigen, welcher einen Erste-Hilfe-Kurs besucht hatten. Aufgrund der gewonnenen Erkenntnisse wurde der Algorithmus zur Telefonreanimation sofort in allen Rettungsstellen im US-Bundesstaat Washington eingeführt.

In einer zweiten Phase wurden mehr als 300 Reanimationen, die mit Anweisungen über die Leitstelle durchgeführt wurden, untersucht. Hier wurden nicht nur die ausführenden Laien und die behandelnden Ärzte befragt, sondern auch die Tonbänder der Leitstellen untersucht, In keinem einzigen Fall konnte festgestellt werden, dass die telefonischen Anweisungen negative Folgen für den Patienten hatten.

In einer weiteren Studie stellte sich heraus, dass die Notfallzeugen dankbar sind für jede Anweisung, die sie in solchen Notfällen bekommen und diese auch sofort in die Tat umsetzen. Erstaunlicherweise wurden 79 % der Anweisungen angenommen und in die Praxis umgesetzt (vgl. Fertig, 1987, S. 432).

Im Jahr 1985 veröffentlichte das American Journal of Public Health einen Artikel zum Thema „Herz-Kreislauf-Stillstand". In diesem Artikel wurde damals schon vermerkt, dass die telefonische Anleitung zur Reanimation eine ausgezeichnete Möglichkeit sei, die Sterblichkeit bei einem Herz-Kreislaufstillstand zu reduzieren (vgl. Hackstein, 2011, S. 22).

1.1 Telefonreanimation in Deutschland

In Deutschland wurde 1987 im Auftrag der Bundesanstalt für Straßenwesen (BASt) die erste Untersuchung zur Notrufabfrage durchgeführt, in der sich herausstellte, dass es zu erheblichen Mängeln bei der Gesprächsführung kam. Weitere

Probleme bei der Notrufabfrage waren die fehlende standardisierte Abfrage sowie fehlende Erste-Hilfe-Anweisungen per Telefon. Im Jahr 1995 wurde ein kleines Buch mit dem Titel: „Rettungsdienst Sofortmaßnahmen – Hinweise per Telefon" publiziert, das ergänzend zu einer „Reanimationstafel" erschien. Im Nachhinein stellte sich allerdings heraus, dass dieses Buch nur in ganz wenigen Leitstellen tatsächlich gebraucht wurde (vgl. Hackstein, 2011, S. 22).

In den Jahren 1995 bis 1997 wurde in Göttingen das Projekt „RufAn" ins Leben gerufen. In diesem Projekt wurde ein standardisierter deutschsprachiger Algorithmus entwickelt und auch erfolgreich mit 120 Probanden getestet. Zwischen 2001 und 2003 wurden 288 Reanimationen angeleitet. Im Jahr 2002 wurde der Reanimationsalgorithmus in der Integrierten Leitstelle in Göttingen eingeführt, 2004 wurde dieser Algorithmus in weiteren Leitstellen wie Wolfsburg, Salzgitter, Bielefeld-Herford, Main-Kinzig-Kreis, und Landkreis Marburg-Biedenkopf eingeführt (vgl. Plock, 2009, S. 7).

Die meisten Algorithmen zur Telefonreanimation in Deutschland basieren auf dem Göttinger RufAn-Projekt. Dieser Algorithmus war wegweisend für die Telefonreanimation in Deutschland. Dabei wurde nicht bloß ein bereits vorliegender englischer Algorithmus übersetzt, stattdessen wurde die deutsche Formulierung auf ihre Verständlichkeit untersucht und gegebenenfalls weiter optimiert (vgl. Plock, 2009, S. 7).

1.2 Andere Strategien zur Verkürzung des therapiefreien Intervalls

Seit es den Rettungsdienst gibt, wird kontinuierlich nach Möglichkeiten gesucht, um das therapiefreie Intervall zu verkürzen. Das erste Glied in der Rettungskette, die Notfallmeldung, ist allerdings auch das schwächste (vgl. Fertig, Horn, 1987, S. 424). Damit die Leitstelle des Rettungsdienstes das richtige Rettungsmittel zum Einsatzort schicken kann, muss sie aus der Notfallmeldung alle relevanten Informationen entnehmen können. Jeder ist potenzieller Notrufmelder. Jeder Melder muss sich bewusstwerden, dass es zwischen dem von ihm abgesetzten Notruf und den organisatorischen und logistischen Rettungsbemühungen einen Zusammenhang gibt. Dafür sollte die Öffentlichkeit durch entsprechende Kampagnen sensibilisiert werden. Je genauer eine Meldung ist, desto adäquater kann das Personal in der Leitstelle die Lage einschätzen und entsprechende Hilfe schicken.

Eine korrekte Notrufmeldung muss vom Leitstellenpersonal dementsprechend verstanden werden, weshalb in den Rettungsleitstellen nur Personal mit langjähriger Erfahrung im Rettungsdienst arbeiten sollte. Dieses Personal sollte außerdem eine qualifizierte Ausbildung für die Notrufabfrage in der Leitstelle und auf dem Einsatzleitrechner genossen haben, damit die Disponierung der Rettungsmittel schnell, problemlos und adäquat verläuft.

Die Erste-Hilfe-Ausbildung der Bevölkerung und die Einweisung in die Maßnahmen der Herz-Lungen-Wiederbelebung sind zur Verkürzung des therapiefreien Intervalls von großer Relevanz (vgl. Fertig, 1997, S. 409). Nicht nur Ärzte oder Krankenpfleger, sondern auch Polizisten und Feuerwehrmänner, jeder Laie und sogar Schulkinder sollten die Maßnahmen der Herz-Lungen-Wiederbelebung beherrschen. Idealerweise würde die Laienausbildung im Kindergarten beginnen und in Schule und der Berufsausbildung weitergeführt werden, damit es zur Selbstverständlichkeit wird, Personen in Not zu helfen. Allerdings haben Studien aus den USA gezeigt, dass trotz eines enormen Anstiegs der in Erster Hilfe ausgebildeten Personen von 53.000 auf 400.000 kein Anstieg der Anzahl an Erste-Hilfe-Leistungen zu verzeichnen war (vgl. Fertig, 1997, S. 412).

Aus dieser Studie lässt sich ableiten, dass es eine innere Hemmschwelle zur Durchführung von Erste-Hilfe-Maßnahmen gibt. Die beste Möglichkeit, um diese innere Hemmschwelle abzubauen, sind professionelle Anweisungen von qualifiziertem Personal über das Telefon, als Telefonreanimation.

Eine weitere Strategie zur Verkürzung des therapiefreien Intervalls ist der Einsatz von „Frist Responder". Aus dem Englischen übersetzt bedeutet der Begriff „Zuerst Antwortender". First Responder sind Ersthelfer, die von der Leitstelle des Rettungsdienstes dem Rettungsdienst vorab geschickt werden. In Deutschland existieren hierfür noch andere Bezeichnungen wie „Helfer vor Ort". Das Ziel von First Responder - Programmen ist, bereits vor dem Eintreffen des Rettungsdienstes durch eine organisiere Erste Hilfe die Leistung erweiterter Erster Hilfe zu gewährleisten. Zur Veranschaulichung soll kurz auf das Modellprojekt Helfendorf eingegangen werden, das vor 25 Jahren startete. Zur Umsetzung ihrer Idee erarbeiteten Gerhard Nadler und Nikolaus Jocham im Frühjahr 1993 ein Konzept nach dem in ländlichen Regionen „Erste-Hilfe-Trupps" von freiwilligen Feuerwehren zur Leistung von Erste Hilfe bei medizinischen Notfallpatienten zum Einsatz kommen sollten (vgl. Nadler, Jocham, 2006, S. 3). Für die Einbindung der Feuerwehren sprach, dass diese im Gegensatz zu Hilfsorganisationen wie dem Roten Kreuz flächendeckend zur Verfügung stehen und auch über genügend Einsatzfahrzeuge verfügen. Diese Trupps sollten vor allem in Gegenden etabliert werden, die mehr als sieben Minuten von der nächsten Rettungswache entfernt waren. Als der Erste-Hilfe-Trupp der Freiwilligen Feuerwehr Helfendorf im Mai 1995 zum ersten Mal zum Einsatz kam, hatten die Ersthelfer eine Rettungstasche mit O_2-

Flasche, Sauerstoffmasken, Guedel-Tuben, Beatmungsmaske, Absaugpumpe und Verbandmaterial zur Verfügung. Diese Ausrüstung wurde später noch um einen AED ergänzt. Diese Ersthelfer durchliefen eine 12-stündige Ausbildung, die auf der regulären Erste-Hilfe-Ausbildung der Feuerwehr aufbaute. Das Modellprojekt wurde wissenschaftlich begleitet. In der Studie wurden drei Phasen in den Fokus genommen: Phase 1A von Mai 1995 bis einschließlich November 1995, in der die Ersthelfer der Feuerwehr ein Löschfahrzeug als Einsatzfahrzeug verwendeten. Phase 1B von Dezember 1995 bis einschließlich Juni 1996, in der für die Einsatz-fahrten ein Pkw-Kombi verwendet wurde. Die Studienphase 2 erstreckte sich von Juni 1997 bis Mai 1998, in der ebenfalls ein Pkw-Kombi verwendet wurde, die Ausrüstung aber um ein AED erweitert war. Für diese Phase wurden die Einsatz-trupps in vier weiteren Unterrichtseinheiten hauptsächlich praktisch bezüglich der Anwendung des AED geschult. Das Gesamtergebnis dieser Studie zeigt, dass das Konzept, das dem Modelprojekt Helfendorf zugrunde lag, tauglich war, um das therapiefreie Intervall zu verkürzen. Mit wenig Aufwand war es gelungen mit einem einfachen First Responder - System in der überwiegenden Zahl der Fälle in weniger als 5 Minuten nach Alarmierung wirkungsvolle Erste Hilfe zu leisten (vgl. Nadler, Jocham, 2006, S. 4 ff.).

2 Problemaufriss

Im Jahr 2016 sind in Luxemburg 3.978 Einwohner gestorben, 50,9% waren Männer und 49,1% Frauen. In Luxemburg liegt die Lebenserwartung für Männer bei 78 Jahren und für Frauen bei 80 Jahren. Die häufigste Todesursache im Jahr 2016 war – wie schon in den Vorjahren – eine Herz-Kreislauf-Erkrankung, 31,8% aller Sterbefälle waren darauf zurückzuführen. Von den 1.264 Menschen, die an einer Kreislauferkrankung verstarben, waren 596 Männer und 668 Frauen (vgl. Institut national de la statistique, Luxemburg in Zahlen, Todesursachen, STATEC, 2018).

Auch wenn in Luxemburg unterschiedliche Faktoren wie das rasche Absetzen des Notrufs, das schnelle Eintreffen der Rettungsdienste und der Einsatz von „First Respondern" in ländlichen Gegenden das schnelle Einleiten von notwendigen Maßnahmen fördern, ist und bleibt der sofortige Beginn der Herz-Lungen-Wiederbelebung die wichtigste Maßnahme. Das nötige „Know-how" zur Herz-Lungen-Wiederbelebung kann in Erste-Hilfe-Kursen erlernt werden, dennoch wird immer wieder festgestellt, dass, wenn der Notfall eintritt, die Zeugen sich weigern, Erste-Hilfe-Maßnahmen anzuwenden. Eine Möglichkeit, dem entgegenzuwirken, wäre es, die Zeugen in Echtzeit, nachdem der Notfall abgesetzt wurde, zur Reanimation des Patienten zu animieren bzw. zu motivieren. Dies kann durch den Leitstellendisponenten, nachdem dieser parallel die benötigte professionelle Hilfe alarmiert hat, erfolgen. In Luxemburg zeigen die Kampagnen zur Vermittlung grundlegender Wiederbelebungsmaßnahmen trotz der bemerkenswerten Anstrengungen des nationalen Ausbildungsinstituts für Rettungsdienst und Feuerwehr aufgrund einer Reihe von Umständen bei den Bürgern nur begrenzte Wirkung. Als Hauptgründe sind Zeitmangel, Angst vor Fehlverhalten, Angst das Opfer zu verletzen und ungerechtfertigte Angst vor Ansteckung zu nennen. Bis heute sind Erste-Hilfe-Kurse in Luxemburg keine Pflicht, auch nicht, wenn man wie in Deutschland den Pkw-Führerschein erwerben möchte. Die Motivation zum Erlernen grundlegender Wiederbelebungsmaßnahmen sowie zur Aufrechterhaltung des erworbenen Wissens bleibt gering. Aus diesem Grund wurden Initiativen ins Leben gerufen, bei denen mittels neuer Kommunikationstechnik, beispielsweise Mobiltelefonen, die frühe Einleitung lebensrettender Maßnahmen unterstützt wird.

Aktuell wird in Luxemburg zur Telefonreanimation ein Algorithmus aus Belgien benutzt, der aber modifiziert wurde. Dieser in Luxemburg verwendete Algorithmus wurde bisher in keiner wissenschaftlichen Untersuchung auf seine Wirksamkeit hin untersucht. In Luxemburg leben gegenwärtig Menschen mit ungefähr 170 verschiedenen Nationalitäten. Die Bevölkerung besteht zu einem Drittel aus Nicht-Luxemburgern. In der Hauptstadt sind es sogar 69 %. Der Algorithmus zur Telefonreanimation steht dem Disponenten aktuell nur in drei Sprachen zur Verfügung (Luxemburgisch, Französisch und Deutsch), eine englische Version wäre aus Sicht der Verfassers unbedingt nötig, damit es bei der internationalen Population in Luxemburg, die zum Teil nur Englisch spricht, nicht zu Verzögerungen bei der Anwendung von Maßnahmen der Herz-Lungen-Wiederbelebung kommt.

2.1 Medizinischer Hintergrund

Ein Herz-Kreislauf-Stillstand außerhalb des Krankenhauses ist häufig tödlich. Zwei Drittel der Herz-Kreislauf-Stillstände kommen im privaten Umfeld vor. Wenn in diesen Fällen keine Laienreanimation stattfindet, kommt es zu einer erheblichen Verzögerung der so wichtigen lebensrettenden Maßnahmen. Eine kurze Reaktionszeit bei einem Herzstillstand, der von einem Zeugen beobachtet wurde, und ein früher Zugang zur Defibrillation wurden mit besseren Überlebenschancen in Verbindung gebracht (vgl. Hostler et al., 2010, S. 826). In den aktuellen Empfehlungen des ERC (European Resuscitation Council) wird empfohlen, den Anrufer zur Laienreanimation aufzufordern und anzuleiten, da nach erfolgtem Herzstillstand die Überlebenswahrscheinlichkeit sich nach jeder Minute ohne Wiederbelebungsmaßname um 10 % verringert (vgl. Nolan et al., 2010, S. 1219 ff.). Die Telefonreanimation kann die Überlebensrate der Patienten signifikant steigern. In einer finnischen Studie wurden 373 Reanimationen in Helsinki untersucht. Es stellte sich hierbei heraus, dass durch die Telefonreanimation der Anteil der Patienten mit prognostisch günstigem Kammerflimmern erheblich zunahm. Der Anteil der Entlassungen aus dem Krankenhaus stieg für Patienten mit T-CPR von 31,7 % auf 43,1 % (vgl. Kuisma et al., 2005, S. 89 f.) In einer anderen US-amerikanischen Studie von Hoster et al. wurden 9.991 Fälle analysiert. Die Untersuchungen zeigten, dass für Patienten, bei denen die überlebenswichtigen Maßnahmen von Laien durchgeführt wurden, die Überlebensquote bei 15 % lag. Ohne diese Maßnahmen betrug diese Quote höchstens noch 10 %. (vgl. Hostler et al., 2010, S. 830).

Trotz dieses großen Potenzials wird geschätzt, dass nur ein Drittel der Patienten vor dem Eintreffen des Rettungsdienstes von solchen Gesten profitiert. Die meisten Studien berichten von Interventionsraten in der Größenordnung von 16 bis 33 % (vgl. Vukmir et al., 2003, S. 370) In der Praxis wird die kardiopulmonale Wiederbelebung häufiger von Unbekannten bzw. Fremden durchgeführt als von Bekannten oder Verwandten (vgl. Casper et al., 2003, S. 303).

2.2 Forschungsfragen

In vorliegender Bachelorarbeit soll der Luxemburger Telefonreanimationsalgorithmus evaluiert werden. Hierzu sollen zwei Fragen beantwortet werden:

- Kann anhand des Algorithmus ein Kreislaufstillstand erkannt werden?
- Kann anschließend eine adäquate Reanimation eingeleitet werden?

2.3 Methodik und Vorgehen

Zur Beantwortung der beiden Forschungsfragen wird ein Experiment mit medizinischen Laien aus der luxemburgischen Bevölkerung durchgeführt. Bei diesem Experiment werden sieben Parameter untersucht. Der zentrale Untersuchungsparameter ist die Zeit, die nach dem Absetzen des Notrufs und dem Zeitpunkt bis zur Einleitung der Herzdruckmassage vergeht. Die gesammelten Daten werden anschließend mit ähnlichen Daten aus anderen internationalen Studien verglichen.

3 Studiendesign

Im Folgenden soll explorativ untersucht werden, wie Laien bei einem simulierten Notfall die Anweisungen, die ihnen telefonisch mitgeteilt werden, in die Praxis umsetzen. Es handelt sich um eine unverblindete Beobachtungsstudie ohne Kontrollgruppe.

3.1 Probanden und Fallzahlschätzung

Die Probanden werden auf der luxemburgischen Webplattform für Erste-Hilfe-Kurse (cours.cgdis.lu) rekrutiert. Es handelt sich um eine frei zugängliche Internetseite, auf der Erste-Hilfe-Kurse überall in Luxemburg angeboten werden. Hier können auch ganze Unternehmen für ihre Mitarbeiter einen Erste-Hilfe-Kurs buchen. In ähnlichen Studien wurden Fallzahlen von $n = 30$, $n = 50$, $n = 52$, $n = 60$, $n = 85$, $n = 160$ gewählt. Damit die Studie realisierbar bleibt, wurde bei dieser Studie eine Fallzahl von $n = 40$ gewählt.

3.2 Versuchsaufbau

Der Algorithmus und der Disponent sowie der Notfall selbst bleiben immer die Gleichen. Die Probanden setzen den Notruf ab. Der Patient wird von einer Reanimationspuppe dargestellt, bei der es sich um eine Laerdal-Resusci-Simulationspuppe handelt. Um zu verhindern, dass es von vornherein klar ist, dass es sich bei dem Notfall um ein Herz-Kreislauf-Problem handelt, das eine Reanimation erfordert, werden je Proband jeweils zwei Notfälle durchgespielt. Beim ersten Anruf liegt der Patient zwar bewusstlos auf dem Fußboden, er hat jedoch Eigenatmung und Puls. Beim zweiten Anruf handelt es sich um einen bewusstlosen Patienten ohne Eigenatmung und Puls. Zur Auswertung wird der Einsatz mit Videokamera aufgezeichnet. In der Videoaufzeichnung läuft ständig eine Stoppuhr, damit die zeitlichen Parameter sowie der Druckpunkt bei der Herzdruckmassage erfasst werden können. Die qualitativen Parameter wie Drucktiefe und Druckfrequenz werden anhand der Reanimationspuppe aufgezeichnet. Im Simulationsraum sind keine weiteren Personen anwesend. Der Disponent ist nicht vor Ort anwesend. Aufklärungen zum Experiment sowie Datenschutzerklärungen finden in einem anderen Raum statt. Die Probanden erhalten ebenfalls Informationen über die verwendete Reanimationspuppe, damit sie sich bewusst sind, dass die Puppe durchaus Puls und Atmung haben kann.

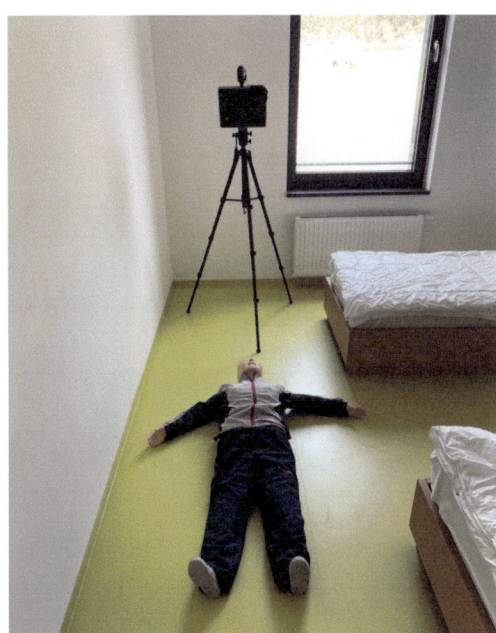

Abbildung 1:   Versuchsaufbau

3.3 Untersuchte Parameter

In der Exploration werden sieben Parameter untersucht, die in Tabelle 1 zusammengestellt sind.

1.	Zeitpunkt Start Algorithmus	Entspricht dem Zeitpunkt, zu dem der Disponent mit den Worten „Sind Sie bei der Person" beginnt, den Algorithmus anzuwenden
2.	Zeitpunkt Diagnose Bewusstlosigkeit	Entspricht dem Zeitpunkt, zu dem der Proband die Aussage „Patient bewusstlos" tätigt

3.	Zeitpunkt Diagnose Patient Atemstillstand	Entspricht dem Zeitpunkt, zu dem der Proband nach der genauen Kontrolle der Atmung die Aussage „Patient atmet nicht"** tätigt
4.	Zeitpunkt bis zur ersten Herzdruckmassage	Entspricht dem Zeitpunkt, zu dem der Proband mit der Herzdruckmassage beginnt
5.	Druckpunkt bei der Herzdruckmassage	Korrekter Druckpunkt ist die Mitte des knöchernen Brustkorbs
6.	Drucktiefe	Korrekte Drucktiefe liegt mindestens 5 cm und maximal 6 cm senkrecht zur Körperachse
7.	Druckfrequenz	Anzustrebende Frequenz liegt bei mindestens 100 Kompressionen/min

Tabelle 1: Untersuchte Parameter

3.4 Versuchsablauf

Nach dem Zufallsprinzip werden pro Erste-Hilfe-Kurs je 10 Teilnehmer per Mail über die Studie informiert. Die Teilnehmer werden lediglich darum gebeten, eine Stunde vor Beginn des Kurses am vorgesehenen Standort zu sein. Vor Ort werden die Teilnehmer dann über das Experiment in Kenntnis gesetzt, ihnen wird mitgeteilt, dass sie zwei Fallbeispiele absolvieren müssen. Den Teilnehmern wird auch gesagt, dass dieses Experiment nichts mit dem Erste-Hilfe-Kurs, den sie eigentlich besuchen möchten, zu tun hat und dass ihre Leistung in den beiden Fallbeispielen keinen Einfluss auf die Note des Erste-Hilfe-Kurses haben wird. Ihre Teilnahme bleibt selbstverständlich freiwillig. Sind die Probanden mit dem Experiment einverstanden, müssen sie eine Einverständniserklärung (vgl. Anhang 1) unterzeichnen, hier werden sie dann noch einmal explizit darauf hingewiesen, dass das Experiment per Videokamera aufgezeichnet wird. Damit das Experiment so realistisch wie möglich bleibt, wurden die Probanden dazu aufgefordert, ihr eigenes Telefon zu benutzen, da sie während des Versuchs vom Disponenten aufgefordert werden, die Lautsprecherfunktion des Telefons zu aktivieren. Sind die Probanden damit nicht einverstanden, wird ihnen ein Mobiltelefon zur Verfügung gestellt. Jedes Fallbeispiel wird maximal zehn Minuten durchgespielt, jeder Proband sollte mindestens drei Minuten lang reanimieren. Drucktiefe und Druckfrequenz werden einmal zu Beginn der Herzdruckmassage gemessen und einmal nach drei Minuten. Nach drei Minuten wird die Herzdruckmassage unterbrochen. Bei der Dauer von drei Minuten geht es darum zu überprüfen, ob es zu einer Verschlechterung der Qualität bei den Thoraxkompressionen kommt.

4 Ergebnisse der Untersuchung

Wie in Kapitel 3.1 beschrieben, wurden die Probanden auf der luxemburgischen Webplattform für Erste-Hilfe-Kurse (cours.cgdis.lu) rekrutiert. Bei den Probanden wurde darauf geachtet, dass es sich um absolute Laien handelt, das bedeutet, dass keiner der Probanden Kenntnisse im Bereich der Ersten Hilfe hatte. Das Experiment fand an vier Standorten in Luxemburg statt, pro Standort wurden jeweils zehn Probanden „getestet". Am letzten Standort wurden 13 Teilnehmer zum Versuch gebeten.

Ursprünglich sollten 40 Probanden an der Untersuchung teilnehmen, zwei Probanden behaupteten, dass sie beim zweiten Fallbeispiel (lebloser Patient) noch immer Atmung sehen und sogar fühlen konnten, demnach konnte hier keine Auswertung stattfinden. Wegen Verständigungsproblemen kam es bei einem Fallbeispiel zu erheblichen Verzögerungen, dieser Versuch wird später detaillierter beleuchtet. Aus diesen Gründen wurde die Fallzahl auf 43 erhöht. Um den Notruf so realistisch wie möglich zu gestalten, wurden die Probanden aufgefordert, ihr eigenes Mobiltelefon zu benutzen. Ein weiterer Grund dafür war, dass die Teilnehmer besser mit ihrem eigenen Telefon umgehen können als mit einem fremden Telefon, da sie während des Notrufs vom Disponenten dazu aufgefordert werden, die Lautsprecherfunktion ihres Telefons zu aktivieren. Vor den Fallbeispielen wurden die Teilnehmer darüber aufgeklärt, dass sich die Notfälle bei ihnen zu Hause abspielen würden, damit es bei der Frage des Disponenten „Auf welcher Adresse befinden sie sich?" nicht zu unnötigen Zeiteinbußen kommen würde, die das Resultat der Studie verfälschen würden. Der Disponent befand sich während der Fallbeispiele in der Leitstelle (in Luxemburg gibt es nur eine Leitstelle für das ganze Land), und zwar in einem gesonderten Raum, um den laufenden Betrieb nicht zu stören. Er hatte über einen Computer Zugang zum Testsystem des Einsatzleitrechners und konnte somit die Einsätze ganz realistisch disponieren und eine Alarmierung des RTW und des NEF simulieren, anschließend konnte er auf den Telefonreanimationsalgorithmus zugreifen und die einzelnen Punkte Schritt für Schritt mit den Probanden durchgehen. Der einzige Unterschied gegenüber dem Absetzen eines realen Notrufs war die Telefonnummer: Die Probanden wählten nicht die 112, sondern riefen ein Telefon an, das sich beim Disponenten im Raum befand, die Nummer hierfür war die 49771-6460. Die mit der Kamera aufgezeichneten Video- und Audiodaten wurden ausgewertet und die gewonnenen Daten wurden in Microsoft Excel 2016 eingetragen. Die Daten über die Qualität der Herzmassage wurden anhand eines Simpad von der Firma Laerdal gesammelt, ermittelt wurden Druckfrequenz und Drucktiefe, was in Abbildung veranschaulicht wird.

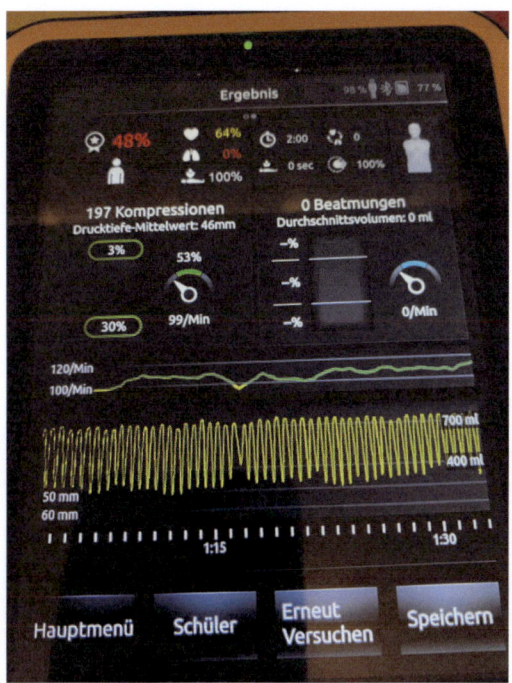

Abbildung 2: SimPad von Laerdal

Die Herzdruckmassage sollte bei jedem Probanden drei Minuten lang praktiziert werden, Druckfrequenz und Drucktiefe wurden jeweils zu Beginn der Reanimation gemessen und ein zweites Mal am Ende der drei Minuten. Drei Teilnehmer mussten die Herzdruckmassage vorzeitig beenden. Gründe hierfür waren Knieprobleme, Rückenprobleme und körperliche Erschöpfung. Geschlecht und Alter der Probanden wurde anhand der Einverständniserklärung ermittelt (vgl. Anhang 1).

4.1 Demographie der Probanden

An dieser Untersuchung nahmen insgesamt 43 Probanden teil, von denen 26 weiblich (60,47 %) und 17 männlich (39,53 %) waren. Das Alter der Probanden lag zwischen 13 und 72 Jahre, das Durchschnittsalter lag bei 39,06 Jahren, der Median lag bei 36 Jahren.

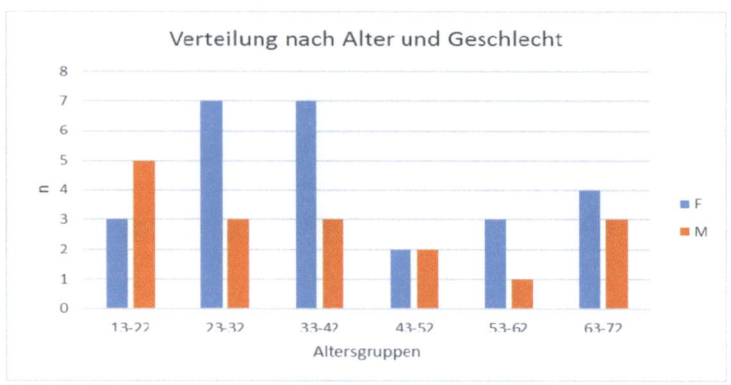

Abbildung 3: Verteilung nach Alter und Geschlecht

4.2 Zeiten

Die vier untersuchten Zeiten „Zeitpunkt Start Algorithmus", „Zeitpunkt Diagnose Bewusstlosigkeit", „Zeitpunkt Diagnose Patient Atemstillstand" und „Zeitpunkt bis zur ersten Herzdruckmassage" wurden anhand des Videomaterials ermittelt.

4.3 Zeitpunkt Start Algorithmus

„Zeitpunkt Start Algorithmus" entspricht der Zeit, die der Anrufer benötigt, um den Notruf abzusetzen. Der Disponent fragt nach der Adresse, die Telefonnummer wird immer automatisch vom ELS erfasst. Nachdem der Disponent den Grund für den Notruf erfasst hat, informiert er den Anrufer, dass Hilfe unterwegs ist, anschließend fragt er den Anrufer, ob er bei der Person sei, das ist der Zeitpunkt für den Start des Algorithmus (vgl. Abbildung 4).

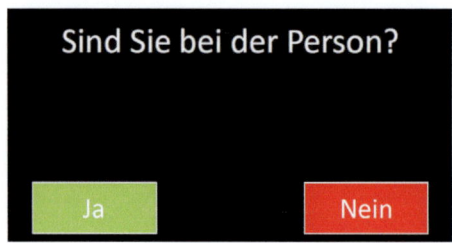

Abbildung 4: Zeitpunkt Start des Algorithmus

Beim Versuch wurden die in Tabelle zwei zusammengestellten Daten ermittelt.

Durchschnitt	Medianwert
55,76 Sek	54 Sek
Minimum	Maximum
33 Sek	123 Sek
Varianz	SD
240,78	15,51

Tabelle 2:   Zeitpunkt Start des Algorithmus

4.4 Zeitpunkt Diagnose Bewusstlosigkeit

Nachdem der Anrufer bestätigt hat, dass er sich bei der Person befindet, informiert der Disponent ihn über die nächsten Schritte und fordert den Anrufer auf, den Lautsprecher des Telefons zu aktivieren (vgl. Abbildung 5).

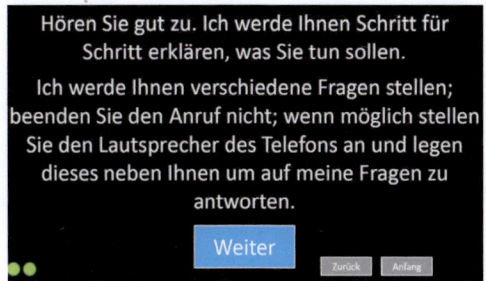

Abbildung 5:   Anweisungen zur Kontrolle des Bewusstseins:

Anschließend wird noch einmal gefragt, ob das Opfer bei Bewusstsein ist oder nicht (vgl. Abbildung 6).

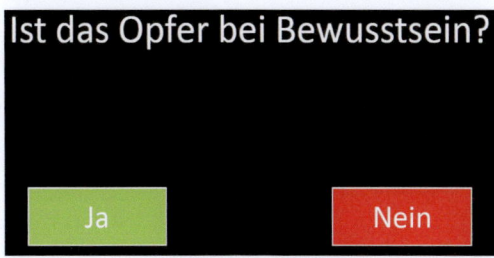

Abbildung 6:   Ist das Opfer bei Bewusstsein?

Wird diese Frage negativ beantwortet, wird der Anrufer aufgefordert, das Opfer laut anzusprechen und es sanft an den Schultern zu schütteln. Gibt es hierauf keine Reaktion des Opfers, ist dies der Zeitpunkt der Feststellung der Bewusstlosigkeit. Die Bewusstlosigkeit konnte von allen Probanden festgestellt werden (vgl. Abbildung 7).

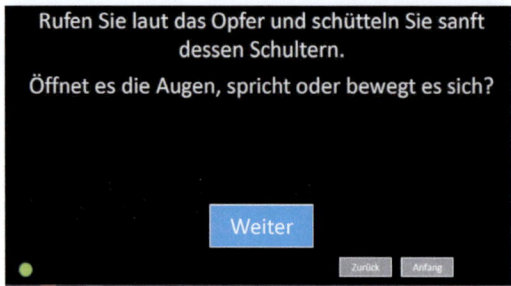

Abbildung 7:   Zeitpunkt der Bewusstlosigkeit

Zeit bis zu Ermittlung der Bewusstlosigkeit (vgl. Tabelle 3).

Durchschnitt	Medianwert
74,23 Sek	71 Sek
Minimum	Maximum
35 Sek	145 Sek
Varianz	SD
306,22	17,49

Tabelle 3:   Zeitpunkt Feststellung der Bewusstlosigkeit

4.5 Zeitpunkt Diagnose Atemstillstand

Wurde die Bewusstlosigkeit festgestellt, wird nun die Atmung überprüft, weshalb dem Anrufer die in Abbildung 8 gezeigten Anweisungen gegeben werden.

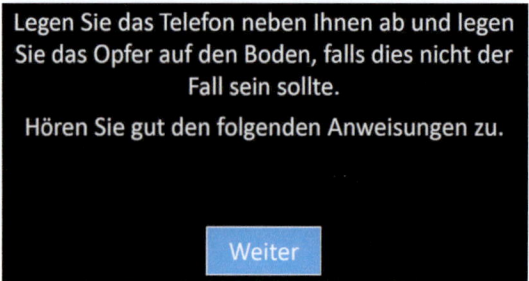

Abbildung 8:   Anweisungen zur Kontrolle der Atmung

Da die Reanimationspuppe bereits auf dem Boden lag, wurde im Vergleich mit einem realen Einsatz viel Zeit gespart (vgl. Abbildung 9 und 10).

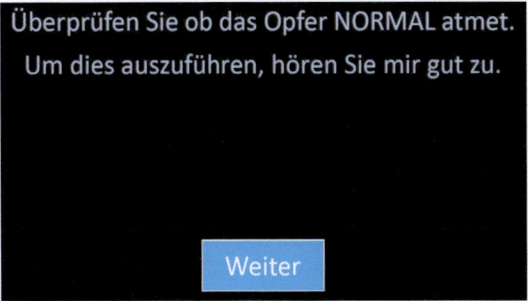

Abbildung 9: Anweisungen zur Feststellung einer normalen Atmung

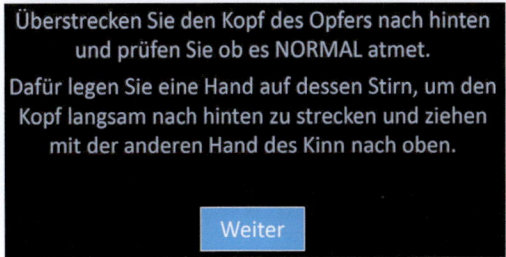

Abbildung 10: Überstreckung des Kopfes

Sowohl das Überstrecken des Kopfes als auch das Freimachen der Atemwege wurde in 22 Fällen (51,16 %) korrekt ausgeführt. In den anderen 21 Fällen (48,84 %) wurde der Kopf entweder gar nicht angefasst oder nur das Kinn wurde nach oben gedrückt, ohne den Kopf zu überstrecken.

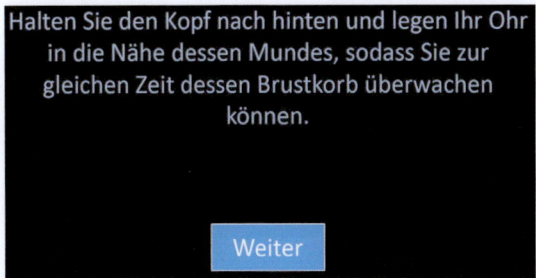

Abbildung 11: Ohr am Mund des Opfers

Bei dieser Anweisung wurde in 5 Fällen (11,63 %) beobachtet, wie der Anrufer mit dem Ohr weit vom Patienten blieb und sich auf die Beobachtung des Brustkorbs beschränkte.

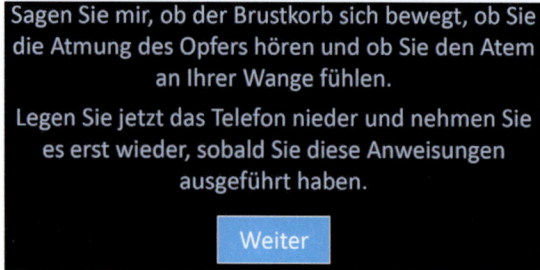

Abbildung 12: Beobachtung des Brustkorbs

Während des Versuchs sollten die Probanden den Brustkorb des Patienten 10 Sekunden lang beobachten, diese 10 Sekunden wurden nur von 10 Teilnehmern (23,26 %) eingehalten. Sechs Teilnehmer (13,95 %) warteten mehr als 10 Sekunden. Die durchschnittliche Dauer der Atemkontrolle betrug 6,21 Sekunden, der Median liegt bei 6 Sekunden.

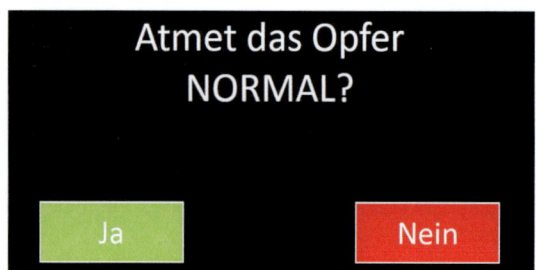

Abbildung 13: Zeitpunkt Atemstillstand

Zeit bis zur Diagnose Atemstillstand.

Durchschnitt	Medianwert
116,6 Sek	115 Sek
Minimum	Maximum
65 Sek	163 Sek
Varianz	SD
392,57	19,81

Tabelle 4: Zeitpunkt Feststellung des Atemstillstandes

4.6 Zeit bis zur ersten Herzdruckmassage

Wurde der Atemstillstand festgestellt, wird der Anrufer sofort aufgefordert, eine Herzdruckmassage durchzuführen. Alle Probanden erklärten sich sofort bereit, eine Herzdruckmassage durchzuführen.

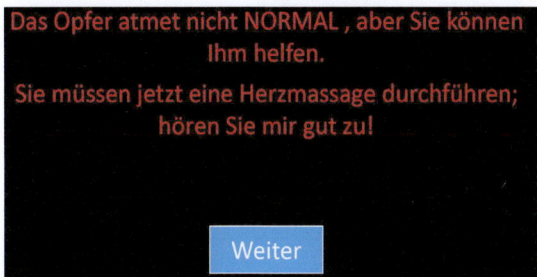

Abbildung 14: Herzmassage muss durchgeführt werden

Beim Ermitteln des Druckpunktes gab es eine ganze Reihe von Problemen, bei der Auswertung des Druckpunktes (Kapitel 4.7) wird dies im Detail beschrieben.

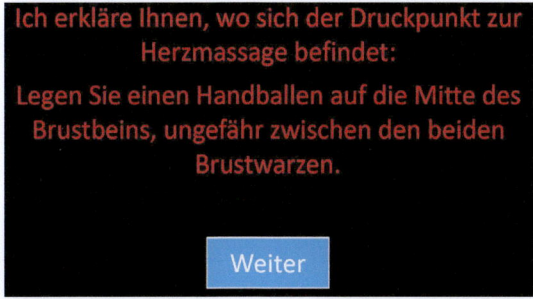

Abbildung 15: Ermittlung des Druckpunktes

Nachdem der Druckpunkt ermittelt wurde, wurde sofort mit der Herzdruckmassage begonnen. Damit die Anrufe mit einer adäquaten Frequenz massieren, wird beim Algorithmus ein Metronom gestartet, das mit einer Frequenz von 100 Tönen/ Minute den Takt angibt, näheres dazu in 4.9.

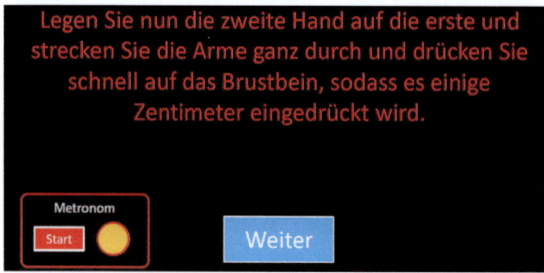

Abbildung 16: Zeitpunkt Start Herzdruckmassage

Zeit bis zur ersten Herzdruckmassage.

Durchschnitt	Medianwert
152,29 Sek	150 Sek
Minimum	Maximum
121 Sek	215 Sek
Varianz	SD
376,20	19,39

Tabelle 5: Zeit bis zur ersten Herzdruckmassage

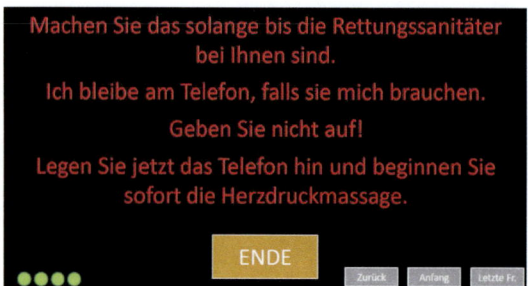

Abbildung 17: Ende des Algorithmus

4.7 Druckpunkt

Der Druckpunkt wurde anhand der 41 Videoaufzeichnungen (in zwei Fälle kam es beim zweiten Fallbeispiel gar nicht zur Reanimation) ermittelt. Laut den aktuellen ERC-Leitlinien soll der Druck auf der unteren Hälfte des Brustbeins ausgeübt werden (vgl. Perkins et al., 2015, S. 756). Im Algorithmus wird der Druckpunkt mit dem Satz „Legen Sie einen Handballen auf die Mitte des Brustbeins, ungefähr zwischen den beiden Brustwarzen" (siehe Abbildung 14) beschrieben. Die Abweichungen wurden in Abbildung 17 eingetragen. In elf Fällen waren die Anrufer 1 cm kranial vom idealen Druckpunkt entfernt, bei 5 Fällen waren es 2 cm kranial und in einem Fall waren es 3 cm kranial. In zwei Fällen waren die Anrufer 2 cm kaudal vom idealen Druckpunkt entfernt, in einem Fall waren es sogar 3 cm kaudal. Fünfmal war der Druckpunkt distal vom idealen Druckpunkt verschoben. Wie bereits erwähnt, haben zwei Teilnehmer auch beim zweiten Fallbeispiel nicht reanimiert (siehe Sonderfälle Kapitel 4.10) Insgesamt fanden 16 Teilnehmer anhand der Beschreibung des Disponenten den korrekten Druckpunkt, damit liegt die Trefferquote bei 36,5 %.

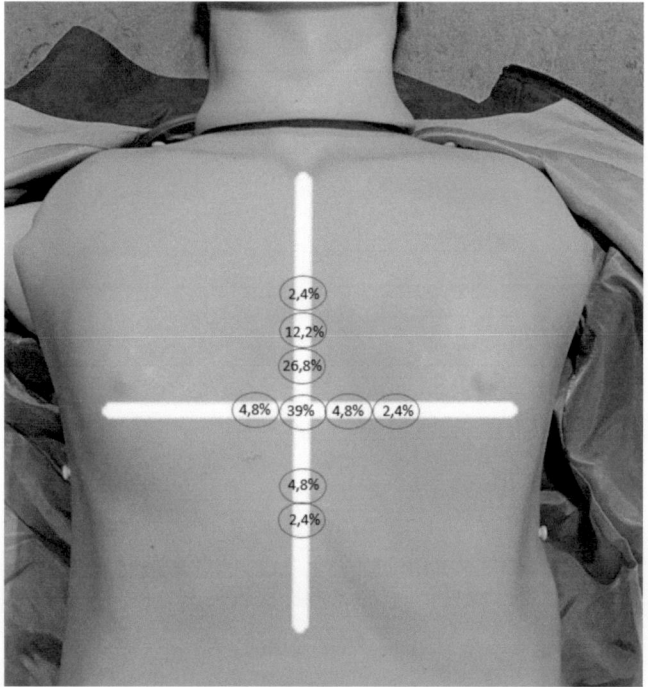

Abbildung 18: Verteilung der Druckpunkte in Prozent

4.8 Drucktiefe

Um ein besseres Outcome zu erreichen, ist die Qualität der Reanimation ausschlaggebend, es ist sehr wichtig, dass bei der Herzdruckmassage eine adäquate Drucktiefe erreicht wird, laut den ERC-Leitlinien sollten diese wenigstens 5 cm, und auf keinen Fall mehr als 6 cm erreichen (vgl. Perkins et al., 2015, S. 749).

In der Studie wurden insgesamt 41 Herzdruckmassagen analysiert. Es wurde eine Analyse sofort zu Beginn der Massage realisiert und einmal nach 3 Minuten. Nach 3 Minuten wurde die Herzdruckmassage unterbrochen. Hierbei fiel auf, dass sowohl die Drucktiefe als auch die Druckfrequenz abnahm. In drei Fällen musste die Herz-druckmassage vorzeitig abgebrochen werden. Bei der ersten Messung lag die durchschnittliche Drucktiefe bei 46,36 mm. Allgemein fiel auf, dass die Frauen weniger tief drückten als die Männer, die durchschnittliche Drucktiefe bei der ersten Messung lag bei den Frauen bei 41,91 mm und bei den Männern waren es 52,6 mm.

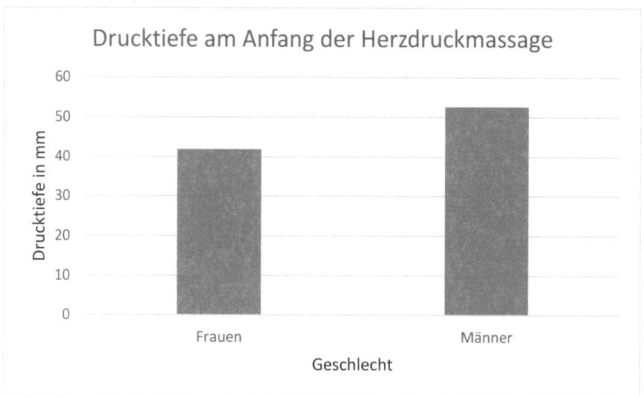

Abbildung 19: Durchschnittliche Drucktiefe zu Beginn der Herzdruckmassage

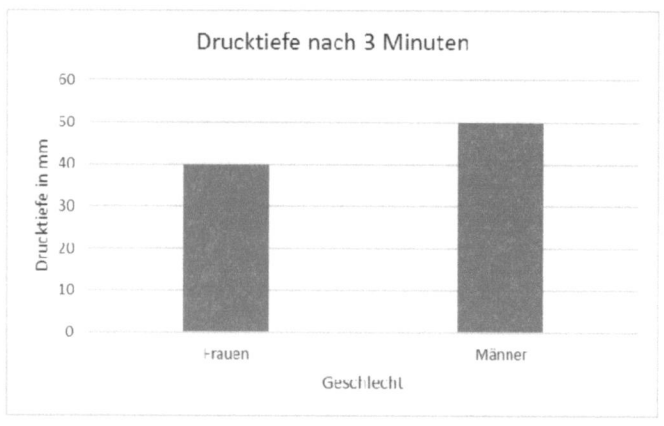

Abbildung 20: Durchschnittliche Drucktiefe nach 3 Minuten Herzdruckmassage

Nach 3 Minuten Herzdruckmassage sank die durchschnittliche Drucktiefe auf 44,36 mm, die drei Teilnehmer, die vorzeitig aufgehört hatten, wurden nicht berücksichtigt. Nach 3 Minuten reanimierten die Frauen noch mit einer durchschnittlichen Drucktiefe von 39,85 mm und die Männer mit 49,94 mm.

Durchschnitt	Medianwert
46,36 mm	49 mm
Minimum	Maximum
22 mm	60 mm
Varianz	SD
96,71	9,83

Tabelle 6: Drucktiefe

4.9 Druckfrequenz

Wie die Drucktiefe ist die Druckfrequenz ebenfalls ausschlaggebend für die Qualität der Herzdruckmassage. Laut den ERC-Leitlinien soll die Kompressionsfrequenz zwischen 100 und 120 Kompressionen/min liegen (vgl. Perkins et al., 2015, S. 749). In dieser Studie konnte die Druckfrequenz bei 41 Probanden gemessen werden, wobei kein signifikanter Unterschied zwischen beiden Geschlechtern festgestellt werden konnten, die Frauen hatten eine durchschnittliche Druckfrequenz von 108,87/min, die Männer lagen bei 107,76/min.

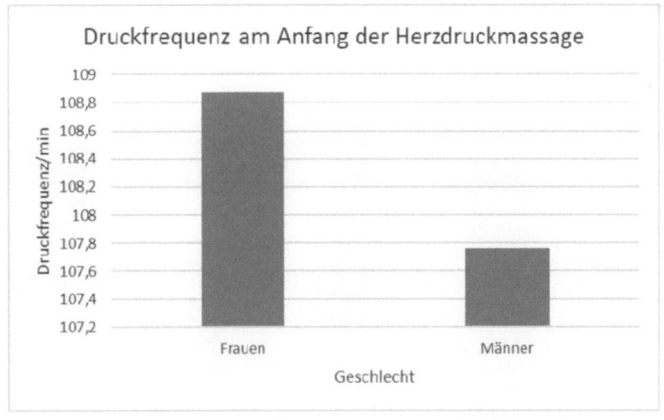

Abbildung 21: Durchschnittliche Druckfrequenz am Anfang der Herzdruckmassage

Auch nach den 3 Minuten Herzdruckmassage lag die durchschnittliche Kompressionsfrequenz noch immer bei 108,57/min. Bei den Frauen hatte sich die Frequenz sogar leicht erhöht auf 109,42/min, die Männer lagen bei 107,41/min.

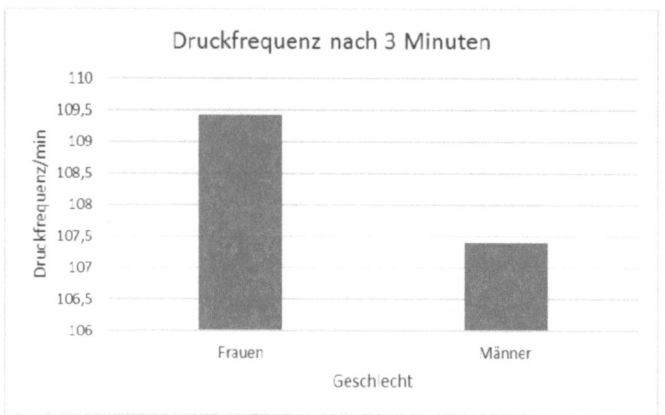

Abbildung 22: Durchschnittliche Druckfrequenz nach 3 Minuten Herzdruckmassage

Eine mögliche Erklärung für die Konstanz der Druckfrequenz in einem guten Bereich besteht darin, dass im Algorithmus die Möglichkeit für den Disponenten besteht, ein Metronom bei zuschalten (siehe Abbildung 14). Dieses Metronom gibt eine konstante Frequenz von 110/min an und ist gut vom Anrufer wahrnehmbar.

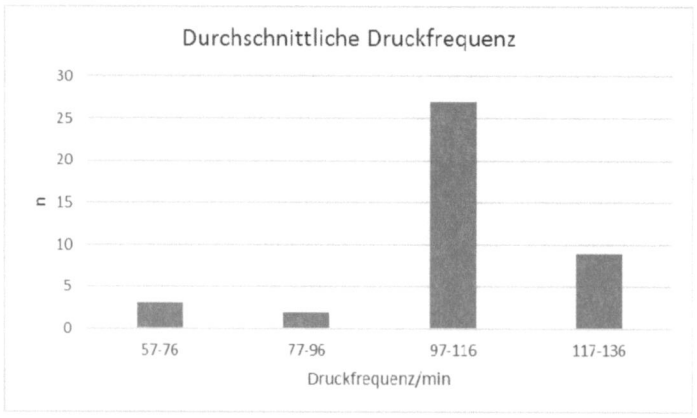

Abbildung 23: Durchschnittliche Druckfrequenz

Durchschnitt	Medianwert
108,41/min	112/min
Minimum	Maximum
57/min	130/min
Varianz	SD
242,73	15,57

Tabelle 7: Druckfrequenz

4.10 Sonderfälle

Proband 9 (weiblich, 36 Jahre) hatte große Verständigungsprobleme. Die Probandin kommt aus dem englischsprachigen Raum und konnte den deutschen Text des Algorithmus nur bedingt verstehen. Der Disponent wiederum versuchte, den Text – so gut es ging – ins Englische zu übersetzen. Trotz aller Bemühungen kam es hier zu erheblichen Verzögerungen, sodass die erste Thoraxkompression erst nach 215 Sekunden erfolgen konnte.

Proband 27 (weiblich, 58 Jahre) konnte die Lautsprecherfunktion bei ihrem eigenen Telefon nicht finden. Sie entschloss sich dennoch dazu, den Anweisungen des Disponenten zu folgen, was bei der Atemkontrolle jedoch sehr schwierig war. Mehrmals legte sie das Telefon ab und musste es schließlich wieder aufheben, um sich die Anweisungen noch einmal wiederholen zu lassen. Bei der Herzdruckmassage konnte sie die Frequenz des Metronoms nicht hören, folglich führte sie eine Herzdruckmassage mit einer Frequenz von 65 Kompressionen/Minute aus.

Proband 33 (männlich, 18 Jahre) gab im zweiten Fallbeispiel an, dass der Patient atmen würde, er behauptete sogar, dass er den Atem an seiner Wange spüren würde. Auch auf mehrmalige Rückfrage des Disponenten blieb der Proband bei seiner Behauptung. Es lag jedoch definitiv keine Atmung vor, weshalb der Versuch abgebrochen werden musste.

Proband 38 (weiblich, 21 Jahre) behauptete wie Proband 33, dass der Simulator eine suffiziente hörbare und spürbare Atmung hatte. Auch hier brachten die Rückfragen des Disponenten nichts. Der Proband blieb bei seiner Behauptung, sodass der Versuch ebenfalls abgebrochen wurde.

Proband 17 (weiblich, 60 Jahre) brach die Herzdruckmassage nach 123 Sekunden ab. Der Proband klagte über starke Knieschmerzen.

Proband 21 (weiblich 51 Jahre) war nach 130 Sekunden so erschöpft, dass er nicht mehr weiter reanimieren konnte. Nach wenigen Minuten hatte sich der Proband wieder erholt.

Proband 31, weiblich 58 Jahre war genau wie Proband 21, nach 143 Sekunden erschöpft und musste die Herzdruckmassage unterbrechen. Nach einigen Minuten und einem Glas Wasser ging es dem Probanden wieder gut.

5 Vergleich mit anderen Studien und Diskussion der Ergebnisse vor dem Hintergrund der aktuellen wissenschaftlichen Datenlage

Diese Studie wird mit folgenden ähnlichen Studien verglichen:

- Belgien, 2010 von Ghuysen et al. (n = 146): 168 Sekunden bis zur ersten Herzdruckmassage, keine Beatmung;

- USA, 2013 von Lewis et al. (n = 476): 176 Sekunden bis zur ersten Herzdruckmassage, keine Beatmung;

- Schottland, 2013 von Clegg et al. (n = 50): 285 Sekunden bis zur ersten Herzdruckmassage, mit Anleitung zur Beatmung;

- USA, 2012 von Vleet et al. (n = 519): 240 Sekunden, mit Anleitung zur Beatmung.

Es gibt eine Reihe von Untersuchungen, in denen Algorithmen zur telefonischen Reanimation untersucht wurden, die vier aufgelisteten Studien kommen der vorliegenden Studie am nächsten, da hier auch jeweils die Zeit von Beginn des Notrufs bis zur ersten Herzdruckmassage gemessen wurde. Dieser Kennwert ist ein wesentliches Qualitätsmerkmal für einen guten Algorithmus, da jede einzelne ungenutzte Sekunde beim therapiefreien Intervall die Überlebenschancen des Patienten beeinträchtigen kann. Ein weiteres wichtiges Merkmal ist das Erkennen eines reanimationspflichtigen Patienten (vgl. Nolan et al., 2010, S. 1219 ff.).

In einer schottischen Studie von Clegg et al. (2013) aus Edinburgh (ca. 1,5 Millionen Einw.), wo täglich ungefähr 3.000 Notrufe entgegengenommen werden, wurden 50 Fälle, bei denen es sich um erwiesene „out of hospital cardial arrest" (OHCA) handelte, analysiert. Bei den insgesamt 50 Fällen wurden die Anrufer in 39 Fällen (83 %) vom Disponenten bei einer Herzdruckmassage angeleitet. Bei den restlichen elf Fällen waren die Anrufer physisch nicht in der Lage, eine Herzdruckmassage durchzuführen, dem Urteil der Anrufer zufolge war den Patienten nicht mehr zu helfen oder die Herzdruckmassage war bereits im Gange, bevor der Notruf getätigt wurde. Interessant ist auch hier die Information, dass bei 46 Fällen (98 %) die Notrufe von Personen getätigt wurden, die dem Patienten bekannt waren, lediglich ein Anruf kam von einem Passanten. Die Zeit bis zur ersten Thoraxkompression betrug 285 Sekunden. Fazit der Studie war, dass es in der Zeit bis zur Bestätigung des Atemstillstandes und bis zur Herzdruckmassage viel zu viele Interaktionen zwischen Anrufer und Disponent gab und die Zeit bis zur ersten Thoraxkompression sich dadurch unnötig verlängerte (vgl. Clegg et al., 2014, S. 49f.).

Ziel der belgischen Studie von Ghuysen et al. (2010) war es, die Effizienz des Telefonreanimationsalgorithmus zu testen. Wie bei der vorliegenden luxemburgischen Studie wurde mit nicht geschulten freiwilligen Personen Simulationen durchgeführt und das Experiment per Videokamera aufgenommen. In der belgischen Studie wurden mit 110 Probanden getestet. Die durchschnittliche Zeit bis zur ersten Thoraxkompression betrug 170 Sekunden. Die Zeit bis zur Bewusstseinskontrolle lag bei 49 Sekunden, erfolgte also 25 Sekunden eher als in der luxemburgischen Studie. Die durchschnittliche Dauer bis zur Erkennung des Atemstillstands lag bei 104 Sekunden, somit 12 Sekunden eher als in der vorliegenden Studie. Bei den drei folgenden Parametern schnitten die luxemburgischen Probanden wieder besser ab. In der belgischen Studie hatten nur 26 % der Probanden den korrekten Druckpunkt gefunden. Die Drucktiefe war in der belgischen Studie mit 35,9 mm viel zu gering, auch die durchschnittliche Druckfrequenz von 72/min führte zu einer absolut ineffizienten Herzdruckmassage (vgl. Ghuysen et al., 2010).

In einer US-amerikanischen Studie von Lewis et al. (2013) wurden die Audioaufnahmen von 476 Notfallpatienten mit Herzinfarkt zwischen dem 1 Januar 2011 und dem 31. Dezember 2011 untersucht. Es stellte sich heraus, dass der Disponent den Herzstillstand in 80 % der untersuchten Fälle korrekt identifiziert hatte. In 92 % der Fälle konnte der Disponent mithilfe des Anrufers die Bewusstlosigkeit und den Atemstillstand erkennen. In 62 % der Fälle kam es unter Anweisung des Disponenten zu einer Herzdruckmassage. Die durchschnittliche Zeit bis zur ersten Thoraxkompression betrug 176 Sekunden (vgl. Lewis et al., 2013, S. 1530).

In einer weiteren US-amerikanischen Studie von Vleet et al. (2012) wurden die Tonbänder von 778 realen Notfällen untersucht. Davon wurden 259 ausgeschlossen, weil es sich um pädiatrische Patienten oder allergische Notfälle handelte. Bei den verbliebenen 519 Fällen betrug die durchschnittliche Zeit bis zur ersten Thoraxkompression 240 Sekunden (vgl. Vleet et al., 2012, S. 250).

Der zentrale Untersuchungsparameter der vorliegenden Studie war die Zeit vom Start des Notrufs bis zum Zeitpunkt der ersten Thoraxkompression. Die durchschnittliche Zeit lag bei 152 Sekunden, im internationalen Vergleich ist dies ein sehr gutes Ergebnis.

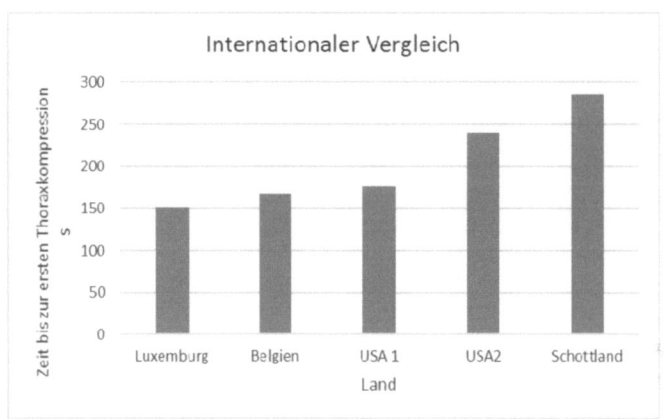

Abbildung 24: Internationaler Vergleich

Es wurde nach Gründen gesucht, warum es so schnell zur Herzdruckmassage kam. Die Tatsache, dass die Probanden beim zweiten Fallbeispiel wussten, welche Fragen auf sie zukommen würden, verkürzte mit Sicherheit diese Zeit. Ein weiterer Grund lag in der Kleidung des Simulators, denn als die Probanden aufgefordert werden, das Opfer zu entkleiden, damit der Atemstillstand festgestellt werden kann, war dies im Fallbeispiel in wenigen Sekunden getan, da nur ein Reißverschluss zu öffnen war, bei realen Notrufen, wie sie in den anderen Studien untersucht wurden, ist dies meistens anders. Die Bewusstlosigkeit des Opfers wurde immer erkannt, was natürlich dadurch erleichtert wurde, dass es sich um eine Puppe handelte. Beim Erkennen des Atemstillstands gibt es allerdings Probleme, was sich darin zeigt, dass das Überstrecken des Kopfes und das Freimachen der Atemwege nur in 22 Fällen (51,16 %) korrekt ausgeführt wurden. In den anderen 21 Fällen (48,84 %) wurde der Kopf entweder gar nicht angefasst oder nur das Kinn nach oben gedrückt. Bei der Anweisung „hören, sehen, fühlen" blieb der Anrufer in fünf Fällen mit dem Ohr weit vom Mund des Patienten entfernt, sodass Hören und Fühlen gar nicht funktionieren konnten. Auch das 10-sekündige Beobachten des Brustkorbs wurde lediglich von 10 Probanden komplett abgewartet. Beim Druckpunkt handelten lediglich 16 Probanden korrekt, damit ergibt sich eine Trefferquote von 36,5 %. Mit einer durchschnittlichen Drucktiefe von 46,3 mm und einem Medianwert von 49 mm war die Drucktiefe bei der ersten Messung zu Beginn der Herzdruckmassage zufriedenstellend. Bei der zweiten Messung, nach 3 Minuten Herzdruckmassage nahm die Drucktiefe um 2 mm auf einen Mittelwert von 44,36 mm ab. Die Druckfrequenz war wiederrum hervorragend: Mit einer durchschnittlichen Druckfrequenz von 108/min und einem Medianwert von 110/min liegt das Ergebnis genau im Bereich der ERC-Vorgaben (100-120/min).

Dieses gute Ergebnis ist mit großer Wahrscheinlichkeit auf das taktgebende Metronom, das über die Lautsprecherfunktion des Mobiltelefons immer gut zu hören war, zurückzuführen. Sogar bei der zweiten Messung nach drei Minuten war die Frequenz weiterhin konstant.

6 Vorschläge zur Optimierung

Die vorliegenden Ergebnisse haben gezeigt, dass der luxemburgische Algorithmus zur Telefonreanimation Personen, die keinen Erste-Hilfe-Kurs besucht haben, bei Erste-Hilfe-Maßnahmen anleiten kann. Trotz der guten Ergebnisse haben sich aber auch verschiedene Probleme herauskristallisiert, die verbesserungswürdig sind.

1. Verständigungsprobleme

Zurzeit hat der Disponent beim Starten des Algorithmus die Möglichkeit, zwischen drei verschieden Sprachen zu wählen (Abbildung 25).

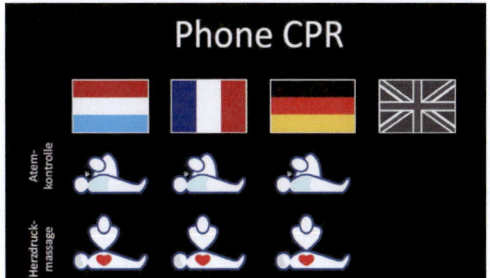

Abbildung 25: Startseite des Algorithmus zur Telefonreanimation (Januar 2020)

Da es in Luxemburg aber immer mehr englischsprachige Einwohner gibt, sollte der Algorithmus ins Englische übersetzt werden, damit es nicht zu unnötigen Verzögerungen kommt wie bei Proband 9. Diese Übersetzung ist im Anschluss an diese Studie erfolgt (vgl. Anhang 2) und ins Einsatzleitsystem der „Notrufzentrale 112" in Luxemburg integriert worden.

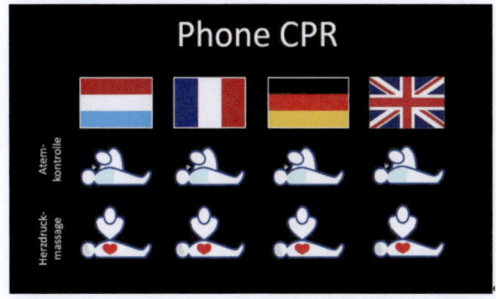

Abbildung 26: Startseite des Algorithmus zur Telefonreanimation (März 2020)

2. Entfernung unnötiger Textpassagen

Die belgische Studie von Ghuysen et al. (2010) zeigt, dass die Zeit für die Bewusstseinskontrolle und die Atemkontrolle optimiert werden kann. In diesem Kontext sollten unnötige Textpassagen entfernt werden wie in Abbildung 27 gezeigt wird.

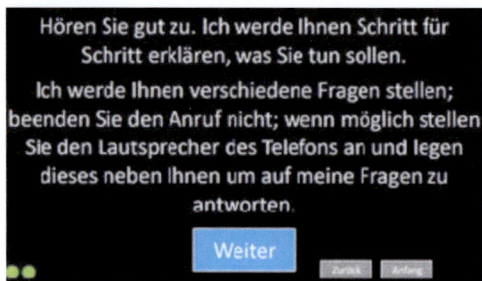

Abbildung 27: Zweite Frage des Algorithmus

Dem Anrufer muss nicht erklärt werden, dass dieser dem Patienten helfen muss, aus juristischer Sicht ist der Ersthelfer ohnehin dazu verpflichtet, dem Opfer zu helfen, demnach könnte diese Folie auf die Ansage „Wenn möglich stellen Sie den Lautsprecher des Telefons an und legen Sie dieses ab, um auf meine Fragen zu antworten," reduziert werden. Des Weiteren stellt sich die Frage, ob es nötig ist, die Bewusstlosigkeit noch einmal zu kontrollieren, da diese bereits bei der standardisierten Notrufabfrage abgefragt wurde.

3. Optimierung der Atemkontrolle

Bei der Atemkontrolle gab es in 21 Fällen (48,84 %) massive Probleme, weil der Kopf entweder gar nicht angefasst oder nur das Kinn nach oben gedrückt wurde, sodass der Mund des Patienten regelrecht zugedrückt wurde. Hier sollten die Anweisungen überarbeitet werden.

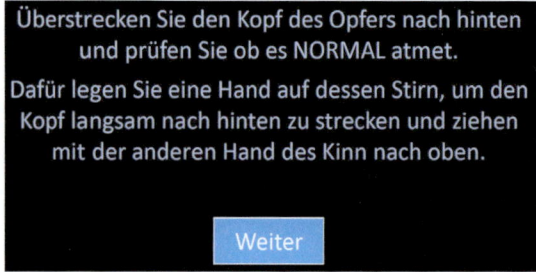

Abbildung 28: Anweisungen zur Atemkontrolle

Damit diese Anweisungen besser verstanden und korrekt ausgeführt werden, sollten die Anweisungen ausführlicher sein, des Weiteren sollte noch ausdrücklich gesagt werden, dass die Atemkontrolle 10 Sekunden dauern sollte. Ausführlichere Anweisungen wären „Legen Sie eine Hand an die Stirn und die andere Hand unters Kinn und kippen Sie den Kopf vorsichtig weit nach hinten. Halten Sie Ihr Ohr dicht über die Nase und Mund des Patienten, schauen sie dabei mindestens 10 Sekunden auf den Brustkorb des Patienten. Hören, sehen und fühlen Sie, ob der Patient normal atmet." (Nest et al., 2014, S. 925).

4. Druckpunkt

Bei der Ermittlung des Druckpunktes lagen die Teilnehmer mit 36,5 % korrekt. Auch wenn die Beschreibung „ungefähr zwischen den beiden Brustwarzen" laut ERC-Leitlinien nicht empfohlen wird, ist es jedoch die beste Methode, um eine Verschiebung des Druckpunktes in den abdominellen Bereich zu verhindern.

5. Drucktiefe

Das Gewährleisten der richtigen Drucktiefe bei der Herzdruckmassage ist eine allgemein bekannte Problematik. Um eine Optimierung der Drucktiefe zu erreichen, wurde in einer Studie von Munza et al. (2008) die Drucktiefe bei der Herzdruckmassage analysiert. Darin wurde die Anweisung „push as hard as you can" (so fest wie möglich drücken) mit der Anweisung „push down firmly 2 inches (5 cm)" (5 cm fest nach unten drücken) verglichen. Die erste Anweisung, so fest wie möglich zu drücken, führt zu einer verbesserten Thoraxkompressionstiefe (36,4 mm gegenüber 29,7 mm). Die Anweisung „to push as hard as you can" sollte im Luxemburger Algorithmus ergänzt werden, um eine Verbesserung der Drucktiefe zu erreichen.

7 Fazit und Ausblick

Der luxemburgische Algorithmus wurde den Erwartungen im Großen und Ganzen gerecht und erfüllt sowohl qualitativ als auch zeitlich die gesetzten Anforderungen im Vergleich zu den in Kapitel 5 genannten Studien. Ein validierter Algorithmus zur Anleitung der Telefonreanimation ist das Kernstück der Einführung eines solchen in einer Rettungsstelle. Anhand der vorliegenden Studie können beide Forschungsfragen beantwortet werden:

1. Kann anhand des Algorithmus ein Kreislaufstillstand erkannt werden?

In 100 % der Fälle konnte die Bewusstlosigkeit festgestellt werden und in 95,35 % der Fälle konnte der Atemstillstand erkannt werden. Somit ist die erste Forschungsfrage mit Ja zu beantworten.

2. Kann anschließend adäquat eine Reanimation eingeleitet werden?

In Tabelle 8 wurden die wichtigsten Parameter im Vergleich mit den anderen Studien zusammengefasst. Bis auf die belgische Studie von Ghuysen et al. (2010) konnten keine vergleichbaren Studien gefunden werden, in denen Parameter wie Druckpunkt, Druckfrequenz und Drucktiefe analysiert wurden, da in den meisten Studien lediglich Tonbänder aus den Notrufzentralen untersucht wurden. Im Vergleich mit der belgischen Studie haben die Probanden der luxemburgischen Studie bei Druckpunkt, Druckfrequenz und Drucktiefe immer besser abgeschnitten. Somit kann auch die zweite Frage mit einem klaren Ja beantwortet werden.

	Luxem-burgische Studie	Belgien (Ghuysen et al.)	USA (Vleet et al.)	USA (Lewis et al.)
Zeit bis Begin der Thorax-kompression	152,29 Sek	169 Sek	240 Sek	176 Sek
Zeit bis zur Bewusstseins-kontrolle	74,23 Sek	49 Sek	n. a.	75 Sek
Zeit bis zur Atmungs-kontrolle	116,6 Sek	100 Sek	n. a.	n. a.
Druckpunkt	36,5 % (korrekt)	26 %	n. a.	n. a.
Drucktiefe	46,36 mm	35,9 mm	n. a.	n. a.
Druckfrequenz	108,41/min	72/min	n. a.	n. a.

Tabelle 8: Studien im Vergleich

Die Studie hat nachgewiesen, dass ein guter „Telefonreanimationsalgorithmus" das Potenzial hat, die präklinische Rettungskette zu optimieren. Erwähnt werden sollte noch, dass verschiedene Faktoren mit großer Wahrscheinlichkeit die Aussagekraft dieser Studie beeinflusst haben. Ein wichtiger Faktor war die Tatsache, dass der „Patient" bei beiden Fallbeispielen eine Puppe war. Die künstlich erstellte Situation verfälschte die Ergebnisse im Gegensatz zu einem richtigen Einsatz, in dem es zu Emotionen, Angst und Aufregung beim Anrufer kommt. In der Studie bekamen die Teilnehmer vor dem Experiment ein Informationsblatt. Zwar wurden nicht alle Details bekannt gemacht, dennoch konnten sich die Teilnehmer entsprechend moralisch vorbereiten. Die Wiederholung der Fallbeispiele hat auch zu einer Verkürzung der Zeiten beigetragen, die Teilnehmer wussten genau, welche Fragen auf sie zukommen würden. Ein weiterer Faktor könnte die Auswahl der Probanden gewesen sein, wie bereits erwähnt wurde exklusiv auf Laien vor dem Erste-Hilfe-Kurs zurückgegriffen. Jeder Teilnehmer des Erste-Hilfe-Kurses wurde zwar angesprochen, aber nur diejenigen, welche sich freiwillig gemeldet hatten, wurden tatsächlich als Probanden angenommen. Das bedeutet, dass es sich bei den Probanden um Personen mit einer hohen Eigenmotivation handelte. Dies entspricht aber leider nicht immer der Realität bei einer Telefonreanimation. Letztendlich gibt es noch den Faktor des Einflusses des Disponenten. Auch wenn es sich immer um den gleichen Disponenten handelte und dieser genau wusste, dass er sich strikt an den Algorithmus halten sollte, kam es immer wieder zu Interaktionen zwischen dem Disponenten und dem Probanden. Eine größere Studie, die darauf abzielt, das Verfahren bei realen Einsätzen zu bewerten, sollte in Betracht gezogen werden.

8 Literaturverzeichnis

1. Casper, K., Murphy, G., Weinstein, C., Brinsfield, K., A comparison of cardiopulmonary resuscitation rates of strangers versus known bystanders. In: Prehosp Emerg Care, Jul-Sep 2003;7(3):299-302

2. Clegg, GR., Lyon, RM., James S., Branigan HP., Bard, EG., Egan, GJ., Dispatch-assisted CPR: where are the hold-ups during calls to emergency dispatchers? A preliminary analysis of caller-dispatcher interactions during out-of-hospital cardiac arrest using a novel call transcription technique. In: Resuscitation, 2014 Jan;85(1):49-52

3. Fertig, B., Horn, M., Die Qualifikation des Rettungssanitäters: heute und morgen, In: Rettungsdienst, 10. Jhrg. (1987), S 424 ff.

4. Fertig, B. (Hrsg.), Strategien gegen den plötzlichen Herztod, 3. Auflage, Verlagsgesellschaft Stumpf & Kossendey, Edewecht u.a., 1997

5. Ghuysen, A., Colla, D., Stipulante S., Donneauc, A-F., Hartstein, G., Hosmansa, G., Vantroyene, B., D'Orio, V. Dispatcher-assisted telephone cardiopulmonary resuscitation using a French-language compression-only protocol in volunteers with or without prior life support training. In: Resuscitation, 2011 Jan;82(1):57-63

6. Hackstein, A, Reanimationsunterstützung am Telefon: ERC-Leitlinien 2010 und die Leitstelle, In: Rettungsdienst, 34. Jhrg. (2011), S. 22 ff.

7. Hostler, D., Thomas, EG., Emerson SS., Christenson J, Stiell IG., Rittenberger JC., Gorman KR., Bigham BL., Callaway CW., Vilke GM., Beaudoin T., Cheskes S., Craig A., Davis DP., Reed A., Idris A., Nichol G., Resuscitation Outcomes Consortium Investigators. Increased survival after EMS witnessed cardiac arrest. Observations from the Resuscitation Outcomes Consortium (ROC) Epistry-Cardiac arrest. In: Resuscitation, 2010 Jul;81(7):826-30

8. Institut national de la statistique et des études économiques du Grand-Duché de Luxembourg, Luxemburg in Zahlen, Todesursachen, STATEC, 2018; https://statistiques.public.lu/catalogue-publications/luxembourg-en-chiffres/2018/luxemburg-zahlen.pdf (Zugriff: 25.01.2020)

9. Kellermann, AL., Hackman, BB., Somes, G., Dispatcher-assisted cardiopulmonary resuscitation. Validation of efficacy,In: Circulation, 1989 Nov;80(5):1231-9

10. Kuisma, M., Boyd, J., Väyrynen, T., Repo, J., Nousila-Wiik, M., Holmström, P., Emergency call processing and survival from out-of-hospital ventricular fibrillation. In: Resuscitation, 2005 Oct;67(1):89-93

11. Lewis, M., Stubbs, B., Eisenberg, MS., Dispatcher-assisted cardiopulmonary resuscitation: time to identify cardiac arrest and deliver chest compression instructions, In: Circulation, 2013;128:1522-1530

12. Mirza, M., Brown, TB., Saini, D., Pepper, TL., Nandigam, HK., Kaza, N., Cofield SS., Instructions to "push as hard as you can" improve average chest compression depth in dispatcher-assisted cardiopulmonary resuscitation, In: Resuscitation, 2008 Oct;79(1):97-102

13. Nadler, G., Jocham, N., Modellprojekt Helfendorf: Studienbericht zum Modellprojekt Feuerwehr - Erste-Hilfe-Trupps. In: Rudolph S. (Hrsg.), Das Große Feuerwehr-Handbuch, 43. Ergänzungslieferung, 12/2006 (Nachdruck der Erstpublikation aus 1998); ferner: Sonderveröffentlichung unter gleichem Titel, im ecomed-Verlag, Landsberg/Lech, 2007

14. Nadler. G., First Responder: Der Auftakt war vor 25 Jahren. In: BrandSchutz, 72. Jhrg. (2018), Heft 11, S. 59 f.

15. Nest, J.C., Steinbrunner, D., Karger, M., Hiltl, M., Kaufmann von, F., Kanz, K.-G., Kreimeier, U., Standardisierte Telefonanweisungen zur Wiederbelebung durch Laienhelfer, In: Der Anaesthesist, 63. Jhrg. (2014), S. 919 ff.

16. Nolan, JP., Soar, J., Zideman, DA., Biarent, D., Bossaert, LL., Deakin, C., Koster, RW., Wyllie, J., Böttiger, B.; European Resuscitation Council Guidelines for Resuscitation Section 1. Executive summary, In: Resuscitation, 2010 Oct;81(10):1219-76

17. Perkins, G.D., Handley, A.J., Koster, R.W., Castrén, M., Smyth, M.A., Olasveengen, T., Monsieurs, K.G., Raffay, V., Gränser, J.T., Wenzel, V., Ristagno, G., Soar, J., ERC Leitlinien, In: Notfall & Rettungsmedizin, 18. Jhrg. (2015), S. 748 ff.

18. Plock, G., Telefonreanimation: Stand der Vorbereitungen der Stadt Leipzig, Handout zum PowerPoint - Foliensatz zum Vortrag auf dem 12. Leipzig-Probstheidaer Notfalltag, am 24.10.2009; http://www.leipzig-kardiologie.de/veran/notfall/download /nft_12_Dr_Plock_Telefonreanimation_Stand_Leipzig.pdf (Zugriff: 10.05.2020)

19. Vleet, L. M. van, Hubble, MW., Time to first compression using Medical Priority Dispatch System compression-first dispatcher-assisted cardiopulmonary resuscitation protocols, In: Prehosp Emerg Care, Apr-Jun 2012;16(2):242-50

20. Vukmir, R. B., & Sodium Bicarbonate Study Group, Witnessed arrest, but not delayed bystander cardiopulmonary resuscitation improves prehospital cardiac arrest survival., In: Emergency Medicine Journal, 2004 May;21(3):370-3

Hinweis:

Bei den englischsprachigen medizinischen Zeitschriften wurde, um Irritationen oder Schwierigkeiten beim Auffinden der Publikation im Internet zu vermeiden, die Zitierweise der „PubMed Central (PMC)" beibehalten. Die Zitation der übrigen Publikationen erfolgte nach der klassisch deutschen Zitierweise.

Anhang

Verzeichnis der Dokumente im Anhang

Anhang 1: Experiment Beschreibung (Deutsche Version)

Informationsblatt für die Teilnehmer

Sehr geehrte Teilnehmer,

Als erstes möchten wir uns für ihr Einverständnis und ihre Unterstützung bei der Durchführung dieser Studie bedanken.

Um eine Verfälschung der Studie zu verhindern werden sie hier keine Details zu unserem Experiment finden können. Nach dem Experiment erhalten sie eine ausführliche Beschreibung der Studienarbeit.

Das Experiment:

Aus rezenten Studien wissen wir, dass die Erste Hilfe öfters vernachlässigt wird. Zeugen eines Notfalls geben einen Notruf ab und fühlen sich anschließend überfordert um Erste Hilfe zu leisten. Um dies zu verhindern sollten die Anrufer vom Leitstellendisponenten (die Person die bei der 112 ihren Notruf entgegennimmt) durch gezielte Hinweise und Anleitungen animiert und vor allem motiviert werden Erste-Hilfe-Maßnahmen durchzuführen.

Forschungsfrage:

In dieser Studie soll das Luxemburger Telefonreanimationsalgorithmus evaluiert werden um festzustellen ob die gestellten Fragen verständlich sind und ob die Anweisungen vom Anrufer umgesetzt werden können.

Anhang 2: Experiment Beschreibung (Französische Version)

Fiche d'information pour les participants

Chers participants,

Tout d'abord, nous tenons à vous remercier pour votre consentement et votre soutien dans la réalisation de cette étude.

Pour éviter que l'étude ne soit falsifiée, nous sommes dans l'incapacité de vous donner tous les détails de cette expérience. Une fois le test fini vous aurez bien entendue plus de précisions.

L'expérience:

Nous savons par des études récentes que les premiers secours sont souvent négligés. Les témoins d'une urgence émettent un appel d'urgence puis se sentent incapables de prodiguer les premiers soins. Pour éviter ce phénomène, les appelants doivent être encouragés et, surtout motivés à effectuer les premiers soins par la personne qui prend en compte l'appel d'urgence au 112, ceci à l'aide d'informations et d'instructions ciblées.

Le but de l'étude :

Dans cette étude, l'algorithme luxembourgeois de réanimation téléphonique doit être évalué pour déterminer si les questions posées sont compréhensibles et si les instructions peuvent être mises en œuvre par l'appelant.

Anhang 3: Luxemburger Algorithmus (Deutsche Version)

Sind Sie bei der Person?

Hören Sie gut zu. Ich werde Ihnen Schritt für Schritt erklären, was Sie tun sollen. Ich werde Ihnen verschiedene Fragen stellen; beenden Sie den Anruf nicht; wenn möglich stellen Sie den Lautsprecher des Telefons an und legen dieses neben Ihnen um auf meine Fragen zu antworten.

Ist das Opfer bei Bewusstsein?

JA → Einschätzung. Sekundärer Check-Up.

Rufen Sie laut das Opfer und schütteln Sie sanft dessen Schultern. Öffnet es die Augen, spricht oder bewegt es sich?

Zeigt das Opfer Lebenszeichen?

JA → Einschätzung. Sekundärer Check-Up.

Legen Sie das Telefon neben Ihnen ab und legen Sie das Opfer auf den Boden, falls dies nicht der Fall sein sollte. Hören Sie gut den folgenden Anweisungen zu.

Überprüfen Sie ob das Opfer NORMAL atmet. Um dies auszuführen, hören Sie mir gut zu.

Überstrecken Sie den Kopf des Opfers nach hinten und prüfen Sie ob es NORMAL atmet. Dafür legen Sie eine Hand auf dessen Stirn, um den Kopf langsam nach hinten zu strecken und ziehen mit der anderen Hand des Kinns nach oben.

Halten Sie den Kopf nach hinten und legen Ihr Ohr in die Nähe dessen Mundes, sodass Sie zur gleichen Zeit dessen Brustkorb überwachen können.

Sagen Sie mir, ob der Brustkorb sich bewegt, ob Sie die Atmung des Opfers hören und ob Sie den Atem an Ihrer Wange fühlen. Legen Sie jetzt das Telefon nieder und nehmen Sie es erst wieder, sobald Sie diese Anweisungen ausgeführt haben.

Atmet das Opfer NORMAL?

JA →

Legen Sie das Opfer flach auf den Boden, falls dies noch nicht der Fall sein sollte. Dann legen Sie es in die stabile Seitenlage.

Das Opfer atmet nicht NORMAL, aber Sie können Ihm helfen. Sie müssen jetzt eine Herzmassage durchführen; hören Sie mir gut zu!

Das Opfer atmet nicht NORMAL, aber Sie können Ihm helfen. Sie müssen jetzt eine Herzmassage durchführen; hören Sie mir gut zu!

Ich erkläre Ihnen, wo sich der Druckpunkt zur Herzmassage befindet: Legen Sie einen Handballen auf die Mitte des Brustbeins, ungefähr zwischen den beiden Brustwarzen.

Legen Sie nun die zweite Hand auf die erste und strecken Sie die Arme ganz durch und drücken Sie schnell auf das Brustbein, sodass es einige Zentimeter eingedrückt wird.

Machen Sie das solange, im angegebenen Takt, bis die Rettungssanitäter bei Ihnen sind. Ich bleibe am Telefon, falls sie mich brauchen. Geben Sie nicht auf! Legen Sie jetzt das Telefon hin und beginnen Sie sofort die Herzdruckmassage.

Anhang 4: Luxemburger Algorithmus verbessert (Deutsche Version)

Sind Sie bei der Person?

Wenn möglich stellen Sie den Lautsprecher des Telefons an und legen Sie dieses neben Ihnen ab um auf meine Fragen zu antworten

Legen Sie das Opfer auf den Boden, falls dies nicht bereits der Fall sein sollte. Hören Sie gut den folgenden Anweisungen zu.

Überprüfen Sie ob das Opfer NORMAL atmet

Legen Sie eine Hand an die Stirn und die andere Hand unters Kinn und kippen Sie den Kopf vorsichtig weit nach hinten. Halten Sie Ihr Ohr dicht über die Nase und Mund des Patienten, schauen sie dabei mindestens 10 Sekunden auf den Brustkorb des Patienten. Hören, sehen und fühlen Sie, ob der Patient normal atmet

Atmet das Opfer NORMAL?　　**JA** →　Legen Sie das Opfer flach auf den Boden, falls dies noch nicht der Fall sein sollte. Dann legen Sie es in die stabile Seitenlage.

Das Opfer atmet nicht NORMAL, aber Sie können Ihm helfen. Sie müssen jetzt eine Herzmassage durchführen; hören Sie mir gut zu!

Ich erkläre Ihnen, wo sich der Druckpunkt zur Herzmassage befindet: Legen Sie einen Handballen auf die Mitte des Brustbeins, ungefähr zwischen den beiden Brustwarzen.

Legen Sie nun die zweite Hand auf die
erste und strecken Sie die Arme ganz
durch und drücken Sie so fest es geht auf
das Brustbein, sodass es einige Zentimeter eingedrückt wird.

Machen Sie das solange, im angegebenen
Takt, bis die Rettungssanitäter bei Ihnen
sind. Ich bleibe am Telefon, falls sie mich
brauchen. Geben Sie nicht auf

Anhang 5: Englische Übersetzung des Algorithmus

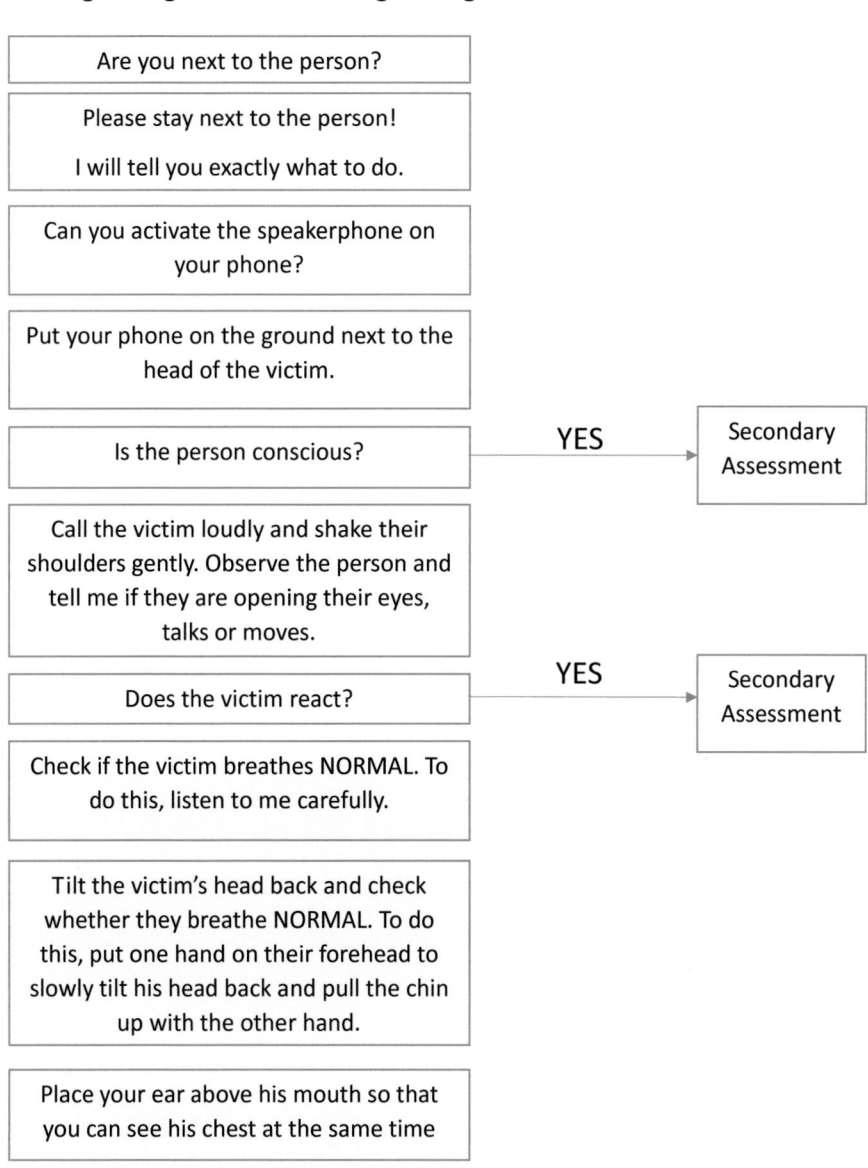

Are you next to the person?

Please stay next to the person!

I will tell you exactly what to do.

Can you activate the speakerphone on your phone?

Put your phone on the ground next to the head of the victim.

Is the person conscious? — **YES** → Secondary Assessment

Call the victim loudly and shake their shoulders gently. Observe the person and tell me if they are opening their eyes, talks or moves.

Does the victim react? — **YES** → Secondary Assessment

Check if the victim breathes NORMAL. To do this, listen to me carefully.

Tilt the victim's head back and check whether they breathe NORMAL. To do this, put one hand on their forehead to slowly tilt his head back and pull the chin up with the other hand.

Place your ear above his mouth so that you can see his chest at the same time

Tell me if the chest is moving, if you hear the victim breathing, and if you can feel the breath on your cheek. Do this for at least 10 seconds.

JA →

Place the victim flat on the floor if you have not already done this. Then put them in the recovery position.

Is the victim breathing normally?

The victim does not breathe NORMALLY. You will now need to do a heart massage; listen to me carefully!

I will explain to you where the pressure point for the cardiac massage is: Place one palm of your hand in the middle of their breastbone, approximately between the two nipples.

Now, place your second hand on the first hand and stretch your arms all the way through and push as hard as you can on the breastbone so that it is pushed in a few centimetres.

Do this until the paramedics are with you. I will stay on the phone if you need me. Do not give up!

Danksagungen

An erster Stelle möchte ich mich bei meinen zwei Betreuern, Professor Guido Matschuck und Professor Gerhard Nadler für deren Unterstützung bedanken.

Daneben möchte ich mich auch bei meiner Mutter und Kevin Bast bedanken, welche in zahlreichen Stunden meine Arbeit Korrektur gelesen haben, um mich auf sprachliche Schwächen hinzuweisen.

Nicht zu vergessen die 43 Probanden, welche sich Zeit genommen haben und dieses Experiment erst ermöglicht haben.

Ein großes Dankeschön geht auch an meinen Vorgesetzten und Direktor des nationalen Ausbildungsinstitutes, Steve Mack, welcher mir das nötige Material für das Experiment zur Verfügung gestellt hat.

Schlussendlich geht noch ein Dank an den Leitstellendisponenten, Kevin Manzari, der immer zur Verfügung stand und mich mit großer Motivation während dem Experiment begleitet hat.

Luxemburg, Mai 2020

Gritti Olivier